DIETA CHETOGENICA

LE RICETTE PIÙ GUSTOSE PER LA TUA COLAZIONE E PER IL TUO PRANZO PER PERDERE PESO RAPIDAMENTE

JOHN MARSHALL

Sommario

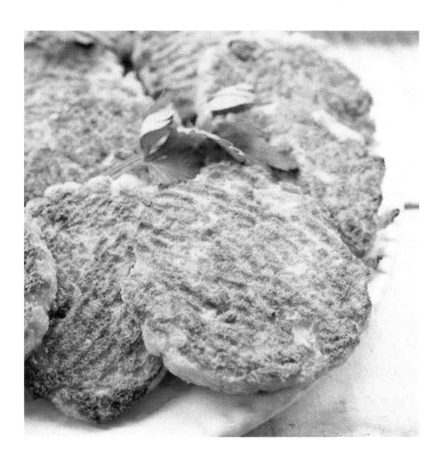

Introduzione

Vuoi dare una svolta alla tua vita? Vuoi diventare una persona più sana che può godere di una vita nuova e migliore? Allora sei decisamente nel posto giusto. Stai per scoprire una dieta meravigliosa e molto sana che ha cambiato milioni di vite. Stiamo parlando della dieta chetogenica, uno stile di vita che ti ipnotizzerà e che ti renderà una nuova persona in pochissimo tempo.

Quindi, sediamoci, rilassiamoci e scopriamo di più sulla dieta chetogenica.

Una dieta cheto è a basso contenuto di carboidrati. Questa è la prima e una delle cose più importanti che dovresti ora. Durante una tale dieta, il tuo corpo produce chetoni nel tuo fegato e questi vengono usati come energia.

Il tuo corpo produrrà meno insulina e glucosio e verrà indotto uno stato di chetosi.

La chetosi è un processo naturale che si manifesta quando la nostra assunzione di cibo è inferiore al normale. Il corpo si adatterà presto a questo stato e quindi potrai dimagrire in pochissimo tempo ma diventerai anche più sano e miglioreranno le tue prestazioni fisiche e mentali.

I tuoi livelli di zucchero nel sangue miglioreranno e non sarai predisposto al diabete.

Inoltre, l'epilessia e le malattie cardiache possono essere prevenute se si segue una dieta chetogenica.

Il tuo colesterolo migliorerà e ti sentirai benissimo in pochissimo tempo.

Una dieta chetogenica è semplice e facile da seguire a patto di seguire alcune semplici regole. Non è necessario apportare modifiche enormi, ma ci sono alcune cose che dovresti sapere.

Quindi, ecco qui!

L'elenco degli alimenti che puoi mangiare durante una dieta cheto è permissivo e ricco come puoi vedere tu stesso.

Quindi, pensiamo che dovrebbe essere abbastanza facile per te iniziare una dieta del genere.

Se hai già fatto questa scelta, allora è ora di controllare la nostra straordinaria raccolta di ricette cheto.

In questa guida scoprirai 50 delle migliori ricette chetogeniche per la colazione e il pranzo nel mondo e presto sarai in grado di realizzare ognuna di queste ricette.

Ora iniziamo il nostro magico viaggio culinario!

Stile di vita chetogenico... arriviamo!

Ricette chetogeniche per colazione

Incredibile Colazione In Un Bicchiere

Non preoccuparti di fare qualcosa di complesso per la colazione! Prova questa fantastica bevanda keto!

Tempo di preparazione: 3 minuti

Tempo di cottura: 0 minuti

Porzioni: 2

Ingredienti:

- 10 once di latte di cocco in scatola
- 1 tazza di verdure preferite
- ¼ di tazza di granella di cacao
- 1 tazza d'acqua
- 1 tazza di ciliegie, congelate
- ¼ di tazza di cacao in polvere
- 1 avocado piccolo, snocciolato e sbucciato
- ¼ di cucchiaino di curcuma

Indicazioni:

1. Nel tuo frullatore, mescola il latte di cocco con l'avocado, il cacao in polvere, le ciliegie e la curcuma e mescola bene.

2. Aggiungere l'acqua, le verdure e la granella di cacao, frullare per altri 2 minuti, versare nei bicchieri e servire.

Godere!

Nutrizione: calorie 100, grassi 3, fibre 2, carboidrati 3, proteine 5

Deliziosa Quiche Di Pollo

È così delizioso che chiederai di più!

Tempo di preparazione: 10 minuti

Tempo di cottura: 45 minuti

Porzioni: 5

Ingredienti:

- 7 uova
- 2 tazze di farina di mandorle
- 2 cucchiai di olio di cocco
- Sale e pepe nero qb
- 2 zucchine, grattugiate
- ½ tazza di panna
- 1 cucchiaino di semi di finocchio
- 1 cucchiaino di origano, essiccato
- 1 libbra di carne di pollo, macinata

Indicazioni:

1. Nel tuo robot da cucina, mescola la farina di mandorle con un pizzico di sale.
2. Aggiungere 1 uovo e l'olio di cocco e mescolare bene.
3. Mettere l'impasto in una tortiera unta e premere bene sul fondo.
4. Riscaldare una padella a fuoco medio, aggiungere la carne di pollo, far rosolare per un paio di minuti, togliere dal fuoco e lasciare da parte.
5. In una ciotola mescolate 6 uova con sale, pepe, origano, panna e semi di finocchio e sbattete bene.
6. Aggiungere la carne di pollo e mescolare di nuovo.
7. Versare questo nella crosta di torta, spalmare, introdurre in forno a 350 gradi F e cuocere per 40 minuti.
8. Lascia che la torta si raffreddi un po 'prima di affettarla e servirla a colazione!

Godere!

Nutrizione: calorie 300, grassi 23, fibre 3, carboidrati 4, proteine 18

Bistecca E Uova Deliziose

Questo è così ricco e sostanzioso! Osa e provalo domani a colazione!

Tempo di preparazione: 10 minuti

Tempo di cottura: 10 minuti

Porzioni: 1

Ingredienti:

- 4 once di controfiletto
- 1 avocado piccolo, snocciolato, sbucciato e affettato
- 3 uova
- 1 cucchiaio di burro chiarificato
- Sale e pepe nero qb

Indicazioni:

1. Riscalda una padella con il burro chiarificato a fuoco medio-alto, rompi le uova nella padella e cuocile come desideri.

2. Condite con sale e pepe, togliete dal fuoco e trasferite in un piatto.

3. Scaldare un'altra padella a fuoco medio alto, aggiungere il controfiletto, cuocere per 4 minuti, togliere dal fuoco, lasciare raffreddare e tagliare a listarelle sottili.

4. Condite con sale e pepe a piacere e adagiate accanto alle uova.

5. Aggiungere le fette di avocado a lato e servire.

Godere!

Nutrizione: calorie 500, grassi 34, fibre 10, carboidrati 3, proteine 40

Frittata di pollo incredibile

Ha un sapore incredibile e sembra incredibile! È perfetto!

Tempo di preparazione: 10 minuti

Tempo di cottura: 10 minuti

Porzioni: 1

Ingredienti:

- 1 oncia di pollo allo spiedo, sminuzzato
- 1 cucchiaino di senape
- 1 cucchiaio di maionese fatta in casa
- 1 pomodoro, tritato
- 2 fette di pancetta, cotte e sbriciolate
- 2 uova
- 1 avocado piccolo, snocciolato, sbucciato e tritato
- Sale e pepe nero qb

Indicazioni:

1. In una ciotola, mescolare le uova con un po 'di sale e pepe e sbattere delicatamente.

2. Riscaldare una padella a fuoco medio, spruzzare con dell'olio da cucina, aggiungere le uova e cuocere la frittata per 5 minuti.

3. Aggiungere il pollo, l'avocado, il pomodoro, la pancetta, la maionese e la senape su metà della frittata.

4. Piegare la frittata, coprire la padella e cuocere per altri 5 minuti.

5. Trasferire in un piatto e servire.

Godere!

Nutrizione: calorie 400, grassi 32, fibre 6, carboidrati 4, proteine 25

Smoothie Bowl semplice

È una delle migliori idee per la colazione cheto di sempre!

Tempo di preparazione: 5 minuti

Tempo di cottura: 0 minuti

Porzioni: 1

Ingredienti:

- 2 cubetti di ghiaccio
- 1 cucchiaio di olio di cocco
- 2 cucchiai di panna
- 1 tazza di spinaci
- ½ tazza di latte di mandorle
- 1 cucchiaino di proteine in polvere
- 4 lamponi
- 1 cucchiaio di cocco, sminuzzato
- 4 noci
- 1 cucchiaino di semi di chia

Indicazioni:

1. Nel tuo frullatore, mescola il latte con gli spinaci, la panna, il ghiaccio, le proteine in polvere e l'olio di cocco, mescola bene e trasferisci in una ciotola.

2. Completa la tua ciotola con lamponi, cocco, noci e semi di chia e servi.

Godere!

Nutrizione: calorie 450, grassi 34, fibre 4, carboidrati 4, proteine 35

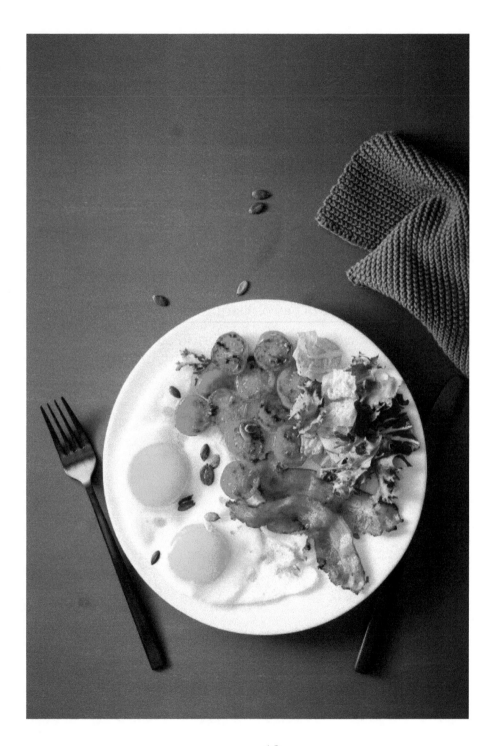

Omelette di feta

La combinazione degli ingredienti è semplicemente meravigliosa!

Tempo di preparazione: 10 minuti

Tempo di cottura: 10 minuti

Porzioni: 1

Ingredienti:

- 3 uova
- 1 cucchiaio di burro chiarificato
- 1 oncia di formaggio feta, sbriciolato
- 1 cucchiaio di panna
- 1 cucchiaio di pesto in barattolo
- Sale e pepe nero qb

Indicazioni:

1. In una ciotola, mescolare le uova con la panna, sale e pepe e sbattere bene.

2. Riscaldare una padella con il burro chiarificato a fuoco medio-alto, aggiungere le uova sbattute, distribuire nella padella e cuocere la frittata fino a renderla spumosa.

3. Cospargere di formaggio e spalmare il pesto sulla frittata, piegare a metà, coprire la padella e cuocere per altri 5 minuti.

4. Trasferire la frittata in un piatto e servire.

Godere!

Nutrizione: calorie 500, grassi 43, fibre 6, carboidrati 3, proteine 30

Polpettone di colazione

Vale la pena provare il prima possibile!

Tempo di preparazione: 10 minuti

Tempo di cottura: 35 minuti

Porzioni: 4

Ingredienti:

- 1 cucchiaino di burro chiarificato
- 1 cipolla gialla piccola, tritata
- 1 libbra di salsiccia dolce, tritata
- 6 uova
- 1 tazza di formaggio cheddar, sminuzzato
- 4 once di crema di formaggio, morbido
- Sale e pepe nero qb
- 2 cucchiai di scalogno, tritato

Indicazioni:

1. In una ciotola mescolate le uova con sale, pepe, cipolla, salsiccia e metà della panna e sbattete bene.

2. Ungete un polpettone con il burro chiarificato, versate la salsiccia e il mix di uova, mettete in forno a 350 gradi e infornate per 30 minuti.

3. Sfornare il polpettone, lasciarlo da parte per un paio di minuti, spalmare sopra il resto della crema di formaggio e cospargere di scalogno e formaggio cheddar.

4. Introdurre di nuovo il polpettone in forno e cuocere per altri 5 minuti.

5. Trascorso il tempo, cuocere il polpettone per 3 minuti, lasciarlo raffreddare un po ', affettarlo e servirlo.

Godere!

Nutrizione: calorie 560, grassi 32, fibre 1, carboidrati 6, proteine 45

Insalata di tonno a colazione

D'ora in poi adorerai questa colazione chetogenica!

Tempo di preparazione: 10 minuti

Tempo di cottura: 0 minuti

Porzioni: 4

Ingredienti:

- 2 cucchiai di panna acida
- 12 once di tonno in olio d'oliva
- 4 porri, tritati finemente
- Sale e pepe nero qb
- Un pizzico di peperoncino in scaglie
- 1 cucchiaio di capperi
- 8 cucchiai di maionese fatta in casa

Indicazioni:

1. In un'insalatiera mescolare il tonno con i capperi, il sale, il pepe, i porri, i fiocchi di peperoncino, la panna acida e la maionese.
2. Mescolate bene e servite con del pane croccante.

Godere!

Nutrizione: calorie 160, grassi 2, fibre 1, carboidrati 2, proteine 6

Insalata Di Colazione Incredibile In Un Barattolo

Puoi anche portarlo in ufficio!

Tempo di preparazione: 10 minuti

Tempo di cottura: 0 minuti

Porzioni: 1

Ingredienti:

- 1 oncia di verdure preferite
- 1 oncia di peperone rosso, tritato
- 1 oncia di pomodorini, tagliati a metà
- 4 once di pollo al girarrosto, tritato grossolanamente
- 4 cucchiai di olio extravergine di oliva
- ½ scalogno tritato
- 1 oncia di cetriolo, tritato
- Sale e pepe nero qb

Indicazioni:

1. In una ciotola, mescolare le verdure con peperone, pomodori, scalogno, cetriolo, sale, pepe e olio d'oliva e mescolare bene per ricoprire.

2. Trasferiscilo in un barattolo, guarnisci con pezzi di pollo e servi per colazione.

Godere!

Nutrizione: calorie 180, grassi 12, fibre 4, carboidrati 5, proteine 17

Pane E Burro Deliziosi Naan

Prova questa speciale colazione keto! È così facile da realizzare!

Tempo di preparazione: 10 minuti

Tempo di cottura: 10 minuti

Porzioni: 6

Ingredienti:

- 7 cucchiai di olio di cocco
- ¾ tazza di farina di cocco
- 2 cucchiai di polvere di psillio
- ½ cucchiaino di lievito in polvere
- Sale qb
- 2 tazze di acqua calda
- Un po 'di olio di cocco per friggere
- 2 spicchi d'aglio, tritati
- 3,5 once di burro chiarificato

Indicazioni:

1. In una ciotola, mescolare la farina di cocco con il lievito, il sale e la polvere di psillio e mescolare.
2. Aggiungi 7 cucchiai di olio di cocco e l'acqua calda e inizia a impastare.
3. Lasciare da parte per 5 minuti, dividere in 6 palline e appiattirle su un piano di lavoro.
4. Riscaldare una padella con un po 'di olio di cocco a fuoco medio-alto, aggiungere i pani naan nella padella, friggerli finché non saranno dorati e trasferirli su un piatto.
5. Riscaldare una padella con il burro chiarificato a fuoco medio-alto, aggiungere l'aglio, il sale e il pepe, mescolare e cuocere per 2 minuti.
6. Spennellate i pani naan con questa miscela e versate il resto in una ciotola.
7. Servire la mattina.

Godere!

Nutrizione: calorie 140, grassi 9, fibre 2, carboidrati 3, proteine 4

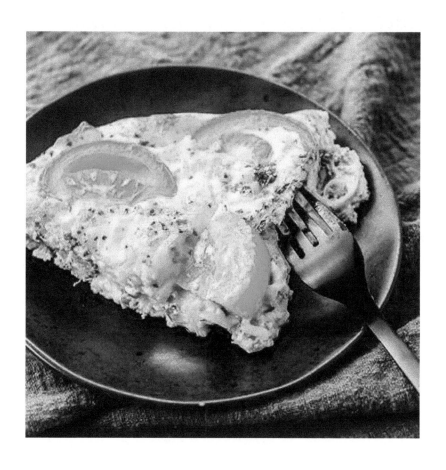

Ricette chetogeniche per pranzo

Pranzo Caesar Salad

Questo è ricco di elementi sani ed è al 100% cheto!

Tempo di preparazione: 10 minuti

Tempo di cottura: 0 minuti

Porzioni: 2

Ingredienti:

- 1 avocado, snocciolato, sbucciato e affettato
- Sale e pepe nero qb
- 3 cucchiai di salsa Caesar cremosa
- 1 tazza di pancetta, cotta e sbriciolata
- 1 petto di pollo, grigliato e sminuzzato

Indicazioni:

1. In un'insalatiera, mescola l'avocado con la pancetta e il petto di pollo e mescola.
2. Aggiungere il condimento Caesar, sale e pepe, mescolare bene, dividere in 2 ciotole e servire.

Godere!

Nutrizione: calorie 334, grassi 23, fibre 4, carboidrati 3, proteine 18

Pranzo Tacos

È un'idea per il pranzo facile e gustosa per tutti coloro che seguono una dieta Keto!

Tempo di preparazione: 10 minuti
Tempo di cottura: 25 minuti
Porzioni: 3

Ingredienti:

- 2 tazze di formaggio cheddar, grattugiato
- 1 avocado piccolo, snocciolato, sbucciato e tritato
- 1 tazza di carne di taco preferita, cotta
- 2 cucchiaini di salsa sriracha
- ¼ di tazza di pomodori, tritati
- Spray da cucina
- Sale e pepe nero qb

Indicazioni:

1. Spruzzare dell'olio da cucina sulla teglia rivestita.

2. Spalmare il formaggio cheddar sulla teglia, introdurre in forno a 400 ° F e infornare per 15 minuti.

3. Distribuire la carne di taco sul formaggio e cuocere per altri 10 minuti.

4. Nel frattempo, in una ciotola, mescolare l'avocado con i pomodori, la salsa sriracha, sale e pepe e mescolare.

5. Distribuiscilo su strati di taco e cheddar, lascia raffreddare un po 'i tacos, affetta con un'affettatrice e servi per il pranzo.

Godere!

Nutrizione: calorie 400, grassi 23, fibre 0, carboidrati 2, proteine 37

Pizza Deliziosa per Pranzo

Ti consigliamo di provare questa pizza chetogenica a pranzo oggi!

Tempo di preparazione: 10 minuti

Tempo di cottura: 7 minuti

Porzioni: 4

Ingredienti:

- 1 tazza di preparato per pizza e formaggio, sminuzzato
- 1 cucchiaio di olio d'oliva
- 2 cucchiai di burro chiarificato
- 1 tazza di mozzarella, sminuzzata
- ¼ di tazza di mascarpone
- 1 cucchiaio di panna
- 1 cucchiaino di aglio, tritato
- Sale e pepe nero qb
- Un pizzico di pepe al limone
- 1/3 di tazza di cimette di broccoli, al vapore
- Un po 'di formaggio Asiago, rasato per servire

Indicazioni:

1. Scaldare una padella con l'olio a fuoco medio, aggiungere il mix di pizza e formaggio e distribuire in cerchio.
2. Aggiungere la mozzarella e distribuire anche in cerchio.
3. Cuocere il tutto per 5 minuti e trasferire in un piatto.
4. Riscaldare la padella con il burro chiarificato a fuoco medio, aggiungere il mascarpone, la panna, sale, pepe, limone, pepe e aglio, mescolare e cuocere per 5 minuti.
5. Versare metà di questo mix sulla crosta di formaggio.
6. Aggiungere le cimette di broccoli nella padella con il resto del composto di mascarpone, mescolare e cuocere per 1 minuto.
7. Aggiungere questo sulla pizza, spolverare alla fine del formaggio Asiago e servire.

Godere!

Nutrizione: calorie 250, grassi 15, fibre 1, carboidrati 3, proteine 10

Rotoli di pizza semplici

Questi hanno un sapore così divino! Sono così fantastici!

Tempo di preparazione: 10 minuti

Tempo di cottura: 30 minuti

Porzioni: 6

Ingredienti:

- ¼ di tazza di peperoni rossi e verdi misti, tritati
- 2 tazze di mozzarella, sminuzzata
- 1 cucchiaino di condimento per pizza
- 2 cucchiai di cipolla tritata
- 1 pomodoro, tritato
- Sale e pepe nero qb
- ¼ di tazza di salsa per pizza
- ½ tazza di salsiccia, sbriciolata e cotta

Indicazioni:

1. Stendere la mozzarella su una teglia foderata e leggermente unta, cospargere di condimento per pizza, introdurre in forno a 400 ° F e infornare per 20 minuti.

2. Sfornate la vostra pizza in crosta, spalmate la salsiccia, la cipolla, i peperoni e i pomodori e alla fine irrorate con la salsa di pomodoro.

3. Introdurre di nuovo in forno e cuocere per altri 10 minuti.

4. Sfornare la pizza, lasciarla da parte per un paio di minuti, tagliarla in 6 pezzi, arrotolare ogni pezzo e servire per il pranzo!

Godere!

Nutrizione: calorie 117, grassi 7, fibre 1, carboidrati 2, proteine 11

Delizioso Pranzo Piatto

Ottieni tutti gli ingredienti di cui hai bisogno e prepara questo fantastico pranzo keto il prima possibile!

Tempo di preparazione: 10 minuti

Tempo di cottura: 15 minuti

Porzioni: 2

Ingredienti:

- 1 tazza e ½ di formaggio cheddar, sminuzzato
- 1 tazza e ½ di miscela di formaggio
- 2 hot dog di manzo, tritati finemente
- Un filo d'olio d'oliva
- 1 libbra di carne di manzo, macinata
- Sale e pepe nero qb
- ¼ di cucchiaino di paprika
- ¼ di cucchiaino di baia vecchia
- ¼ di cucchiaino di cipolla in polvere
- ¼ di cucchiaino di aglio in polvere
- 1 tazza di foglie di lattuga, tritate
- 1 cucchiaio di mille condimenti dell'isola
- 2 cucchiai di aneto sottaceto, tritato
- 2 cucchiai di cipolla gialla, tritata
- ½ tazza di formaggio americano, sminuzzato
- Un po 'di ketchup per servire
- Un po 'di senape per servire

Indicazioni:

1. Riscaldare una padella con un filo d'olio a fuoco medio, aggiungere metà della miscela di formaggio, distribuire in cerchio e guarnire con metà del formaggio cheddar.

2. Stendete anche in cerchio, fate cuocere per 5 minuti, trasferite su un tagliere e lasciate da parte per qualche minuto a raffreddare.

3. Riscaldare di nuovo la padella, aggiungere il resto del composto di formaggi e distribuire in cerchio.

4. Aggiungere il resto del cheddar, anche spalmare, cuocere per 5 minuti e trasferire anche su un tagliere.

5. Distribuire il condimento delle mille isole sulle 2 croste di pizza.

6. Riscaldare di nuovo la stessa padella a fuoco medio, aggiungere il manzo, mescolare e far rosolare per qualche minuto.

7. Aggiungere sale, pepe, condimento all'alloro, paprika, cipolla e aglio in polvere, mescolare e cuocere ancora per qualche minuto.

8. Aggiungere i pezzi di hot dog, mescolare e cuocere per altri 5 minuti.

9. Distribuire lattuga, sottaceti, formaggio americano e cipolle sulle 2 croste di pizza.

10. Dividete il mix di manzo e hot dog, alla fine irrorate di senape e ketchup e servite.

Nutrizione: calorie 200, grassi 6, fibre 3, carboidrati 1,5, proteine 10

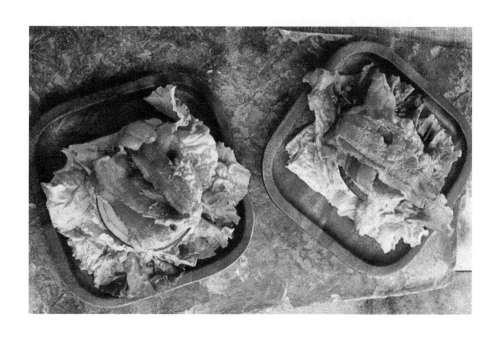

Delizioso pranzo messicano

È così delizioso! Perché non lo provi oggi?

Tempo di preparazione: 10 minuti

Tempo di cottura: 20 minuti

Porzioni: 4

Ingredienti:

- ¼ di tazza di coriandolo tritato
- 2 avocado, snocciolati, sbucciati e tagliati a pezzi
- 1 cucchiaio di succo di lime
- ¼ di tazza di cipolla bianca, tritata
- 1 cucchiaino di aglio, tritato
- Sale e pepe nero qb
- 6 pomodorini, tagliati in quarti
- ½ tazza d'acqua
- Carne di manzo da 2 libbre, macinata
- 2 tazze di panna acida
- ¼ di tazza di condimento per taco
- 2 tazze di foglie di lattuga, sminuzzate
- Un po 'di salsa al pepe di Caienna per servire
- 2 tazze di formaggio cheddar, sminuzzato

Indicazioni:

1. In una ciotola mescolate il coriandolo con il succo di lime, l'avocado, la cipolla, i pomodori, il sale, il pepe e l'aglio, mescolate bene e lasciate da parte in frigorifero per ora.

2. Riscaldare una padella a fuoco medio, aggiungere la carne di manzo, mescolare e far rosolare per 10 minuti.

3. Aggiungere il condimento per taco e l'acqua, mescolare e cuocere a fuoco medio-basso per altri 10 minuti.

4. Dividi questo mix in 4 ciotole.

5. Aggiungere la panna acida, il mix di avocado preparato in precedenza, i pezzi di lattuga e il formaggio cheddar.

6. Alla fine condisci la salsa di pepe di Cayenna e servi per pranzo!

Godere!

Nutrizione: calorie 340, grassi 30, fibre 5, carboidrati 3, proteine 32

Peperoni Ripieni Pranzo

Questi sono perfetti per un pranzo chetogenico!

Tempo di preparazione: 10 minuti

Tempo di cottura: 40 minuti

Porzioni: 4

Ingredienti:

- 4 peperoni grandi banana, le cime tagliate, i semi privati e tagliati a metà nel senso della lunghezza
- 1 cucchiaio di burro chiarificato
- Sale e pepe nero qb
- ½ cucchiaino di erbe della Provenza
- 1 libbra di salsiccia dolce, tritata
- 3 cucchiai di cipolle gialle, tritate
- Un po 'di salsa marinara
- Un filo d'olio d'oliva

Indicazioni:

1. Condire i peperoni di banana con sale e pepe, irrorare con l'olio, strofinare bene e cuocere in forno a 350 gradi per 20 minuti.

2. Nel frattempo scaldare una padella a fuoco medio, aggiungere i pezzi di salsiccia, mescolare e cuocere per 5 minuti.

3. Aggiungere la cipolla, le erbe di Provenza, il sale, il pepe e il burro chiarificato, mescolare bene e cuocere per 5 minuti.

4. Sfornate i peperoni, riempiteli con il composto di salsiccia, metteteli in una pirofila, irrorateli con la salsa marinara, rimetteteli in forno e infornate per altri 10 minuti.

5. Servire caldo.

Godere!

Nutrizione: calorie 320, grassi 8, fibre 4, carboidrati 3, proteine 10

Hamburger speciali per il pranzo

Questi hamburger sono davvero qualcosa di molto speciale!

Tempo di preparazione: 10 minuti

Tempo di cottura: 25 minuti

Porzioni: 8

Ingredienti:

- 1 libbra di petto, macinato
- 1 libbra di manzo, macinata
- Sale e pepe nero qb
- 8 fette di burro
- 1 cucchiaio di aglio, tritato
- 1 cucchiaio di condimento italiano
- 2 cucchiai di maionese
- 1 cucchiaio di burro chiarificato
- 2 cucchiai di olio d'oliva
- 1 cipolla gialla, tritata
- 1 cucchiaio di acqua

Indicazioni:

1. In una ciotola, mescolare il petto di manzo, sale, pepe, condimento italiano, aglio e maionese e mescolare bene.
2. Forma 8 tortini e fai una tasca in ciascuno.
3. Farcire ogni hamburger con una fetta di burro e sigillare.
4. Riscaldare una padella con l'olio d'oliva a fuoco medio, aggiungere le cipolle, mescolare e cuocere per 2 minuti.
5. Aggiungete l'acqua, mescolate e raccoglietele nell'angolo della padella.
6. Mettere gli hamburger nella padella con le cipolle e cuocerli a fuoco medio-basso per 10 minuti.
7. Girali, aggiungi il burro chiarificato e cuocili per altri 10 minuti.
8. Dividete gli hamburger sui panini e serviteli con cipolle caramellate sopra.

Godere!

Nutrizione: calorie 180, grassi 8, fibre 1, carboidrati 4, proteine 20

Hamburger alternativo

servi questo hamburger con la salsa che ti consigliamo e buon appetito!

Tempo di preparazione: 10 minuti
Tempo di cottura: 30 minuti
Porzioni: 4

Ingredienti:
Per la salsa:

- 4 peperoncini, tritati
- 1 tazza d'acqua
- 1 tazza di burro di mandorle
- 1 cucchiaino di sterzata
- 6 cucchiai di cocco aminos
- 4 spicchi d'aglio, tritati
- 1 cucchiaio di aceto di riso

Per gli hamburger:

- 4 fette di formaggio pepper jack
- 1 kg e mezzo di manzo, macinato
- 1 cipolla rossa, affettata
- 8 fette di pancetta
- 8 foglie di lattuga
- Sale e pepe nero qb

Indicazioni:

1. Riscaldare una padella con il burro di mandorle a fuoco medio.

2. Aggiungere l'acqua, mescolare bene e portare a ebollizione.

3. Aggiungere gli aminoacidi al cocco e mescolare bene.

4. Nel tuo robot da cucina, mescola i peperoncini con aglio, sterco e aceto e mescola bene.

5. Aggiungere questo al composto di burro di mandorle, mescolare bene, togliere dal fuoco e lasciare da parte per ora.

6. In una ciotola, mescolare la carne di manzo con sale e pepe, mescolare e formare 4 polpette.

7. Mettili in una padella, introdurli nella griglia preriscaldata e cuocere per 7 minuti.

8. Gira gli hamburger e cuocili alla griglia per altri 7 minuti.

9. Mettere le fette di formaggio sugli hamburger, introdurre nella griglia e cuocere per altri 4 minuti.

10. Riscaldare una padella a fuoco medio, aggiungere le fette di pancetta e friggerle per un paio di minuti.

11.Posizionare 2 foglie di lattuga su un piatto, aggiungere 1 hamburger sopra, poi 1 fetta di cipolla e 1 fetta di pancetta e guarnire con un po 'di salsa al burro di mandorle.

12. Ripetere con il resto delle foglie di lattuga, gli hamburger, la cipolla, la pancetta e la salsa.

Godere!

Nutrizione: calorie 700, grassi 56, fibre 10, carboidrati 7, proteine 40

Delizioso Piatto Di Zucchine

È facile da realizzare e molto leggero! Prova presto questo piatto da pranzo!

Tempo di preparazione: 10 minuti
Tempo di cottura: 5 minuti
Porzioni: 1

Ingredienti:

- 1 cucchiaio di olio d'oliva
- 3 cucchiai di burro chiarificato
- 2 tazze di zucchine, tagliate con uno spiralizer
- 1 cucchiaino di fiocchi di peperone rosso
- 1 cucchiaio di aglio, tritato
- 1 cucchiaio di peperone rosso, tritato
- Sale e pepe nero qb
- 1 cucchiaio di basilico, tritato
- ¼ di tazza di formaggio Asiago, a fettine
- ¼ di tazza di parmigiano, grattugiato

Indicazioni:

1. Riscaldare una padella con l'olio e il burro chiarificato a fuoco medio, aggiungere l'aglio, il peperone e le scaglie di peperone, mescolare e cuocere per 1 minuto.

2. Aggiungere le tagliatelle di zucchine, mescolare e cuocere per altri 2 minuti.

3. Aggiungere il basilico, il parmigiano, il sale e il pepe, mescolare e cuocere ancora per qualche secondo.

4. Togliere dal fuoco, trasferire in una ciotola e servire a pranzo con sopra il formaggio asiago.

Godere!

Nutrizione: calorie 140, grassi 3, fibre 1, carboidrati 1,3, proteine 5

Pancetta E Zucchini Insalata Di Tagliatelle

È così rinfrescante e salutare! Adoriamo questa insalata!

Tempo di preparazione: 10 minuti

Tempo di cottura: 0 minuti

Porzioni: 2

Ingredienti:

- 1 tazza di spinaci baby
- 4 tazze di tagliatelle di zucchine
- 1/3 di tazza di formaggio bleu, sbriciolato
- 1/3 di tazza di condimento al formaggio spesso
- ½ tazza di pancetta, cotta e sbriciolata
- Pepe nero al gusto

Indicazioni:

1. In un'insalatiera, mescolare gli spinaci con le tagliatelle di zucchine, la pancetta e il formaggio bleu e mescolare.

2. Aggiungere il condimento di formaggio e pepe nero al gusto, mescolare bene per ricoprire, dividere in 2 ciotole e servire.

Godere!

Nutrizione: calorie 200, grassi 14, fibre 4, carboidrati 2, proteine 10

Insalata di pollo incredibile

La migliore insalata di pollo che potresti assaggiare è ora disponibile per te!

Tempo di preparazione: 10 minuti

Tempo di cottura: 0 minuti

Porzioni: 3

Ingredienti:

- 1 cipolla verde, tritata
- 1 costa di sedano, tritata
- 1 uovo, sodo, sbucciato e tritato
- 5 once di petto di pollo, arrosto e tritato
- 2 cucchiai di prezzemolo tritato
- ½ cucchiai di salsa all'aneto
- Sale e pepe nero qb
- 1/3 di tazza di maionese
- Un pizzico di aglio granulato
- 1 cucchiaino di senape

Indicazioni:

1. Nel tuo robot da cucina, mescola prezzemolo con cipolla e sedano e frulla bene.

2. Trasferiscili in una ciotola e lasciali da parte per ora.

3. Metti la carne di pollo nel tuo robot da cucina, mescola bene e aggiungila alla ciotola con le verdure.

4. Aggiungere i pezzi di uovo, sale e pepe e mescolare.

5. Aggiungere anche senape, maionese, salsa di aneto e aglio granulato, mescolare per ricoprire e servire subito.

Godere!

Nutrizione: calorie 283, grassi 23, fibre 5, carboidrati 3, proteine 12

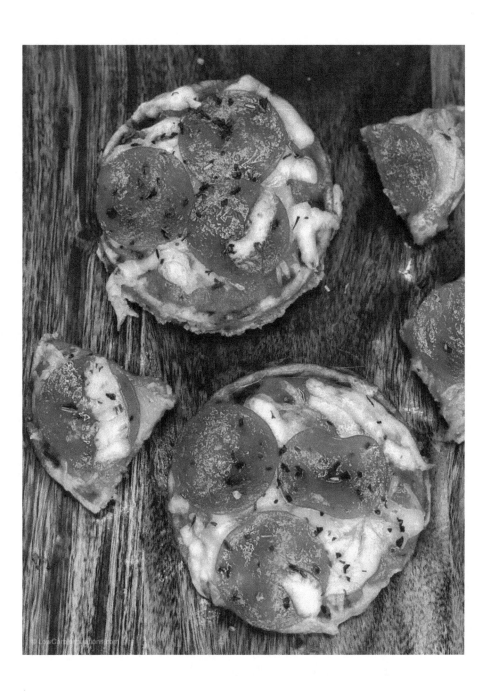

Insalata di bistecca incredibile

Se non hai voglia di un'insalata di pollo chetogenica, prova invece una bistecca!

Tempo di preparazione: 10 minuti

Tempo di cottura: 20 minuti

Porzioni: 4

Ingredienti:

- 1 e ½ libbra di bistecca, affettata sottilmente
- 3 cucchiai di olio di avocado
- Sale e pepe nero qb
- ¼ di tazza di aceto balsamico
- 6 once di cipolla dolce, tritata
- 1 cespo di lattuga, tritata
- 2 spicchi d'aglio, tritati
- 4 once di funghi, affettati
- 1 avocado, snocciolato, sbucciato e affettato
- 3 once di pomodori secchi, tritati
- 1 peperone giallo, affettato
- 1 peperone arancione, affettato
- 1 cucchiaino di condimento italiano
- 1 cucchiaino di fiocchi di peperone rosso
- 1 cucchiaino di cipolla in polvere

Indicazioni:

1. In una ciotola, mescolare i pezzi di bistecca con un po 'di sale, pepe e aceto balsamico, mescolare per ricoprire e lasciare da parte per ora.

2. Riscaldare una padella con l'olio di avocado a fuoco medio-basso, aggiungere i funghi, l'aglio, il sale, il pepe e la cipolla, mescolare e cuocere per 20 minuti.

3. In una ciotola, mescolare le foglie di lattuga con il peperone arancione e giallo, i pomodori secchi e l'avocado e mescolare.

4. Condire i pezzi di bistecca con polvere di cipolla, fiocchi di pepe e condimento italiano.

5. Mettere i pezzi di bistecca in una padella alla griglia, introdurre nella griglia preriscaldata e cuocere per 5 minuti.

6. Dividere i pezzi di bistecca sui piatti, aggiungere la lattuga e l'insalata di avocado a lato e guarnire il tutto con una miscela di cipolle e funghi.

Godere!

Nutrizione: calorie 435, grassi 23, fibre 7, carboidrati 10, proteine 35

Insalata di finocchi e pollo

Prova ogni giorno un'insalata per il pranzo diversa! Oggi vi suggeriamo di provare questa delizia di finocchi e pollo!

Tempo di preparazione: 10 minuti

Tempo di cottura: 0 minuti

Porzioni: 4

Ingredienti:

- 3 petti di pollo, disossati, senza pelle, cotti e tritati
- 2 cucchiai di olio di noci
- ¼ di tazza di noci tostate e tritate
- 1 tazza e ½ di finocchio, tritato
- 2 cucchiai di succo di limone
- ¼ di tazza di maionese
- 2 cucchiai di foglie di finocchio tritate
- Sale e pepe nero qb
- Un pizzico di pepe di Caienna

Indicazioni:

1. In una ciotola, mescolate il finocchio con il pollo e le noci e mescolate.

2. In un'altra ciotola, mescolare la maionese con sale, pepe, foglie di finocchio, olio di noci, succo di limone, pepe di Caienna e aglio e mescolare bene.

3. Versatela sul composto di pollo e finocchi, mescolate per ricoprire bene e tenete in frigo fino al momento di servire.

Godere!

Nutrizione: calorie 200, grassi 10, fibre 1, carboidrati 3, proteine 7

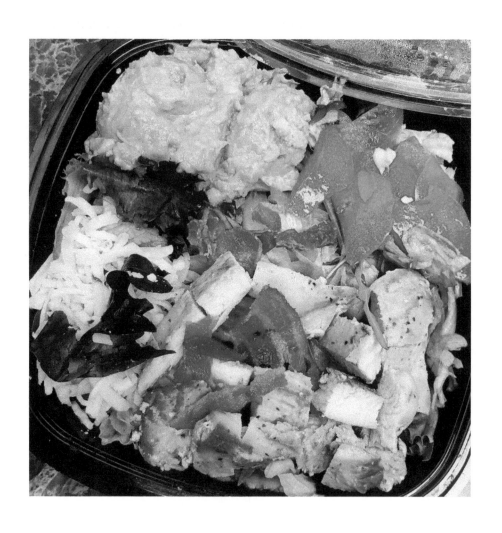

Avocado ripieno facile

è così facile da preparare per il pranzo!

Tempo di preparazione: 10 minuti

Tempo di cottura: 0 minuti

Porzioni: 1

Ingredienti:

- 1 avocado
- 4 once di sarde in scatola, scolate
- 1 cipollotto, tritato
- 1 cucchiaio di maionese
- 1 cucchiaio di succo di limone
- Sale e pepe nero qb
- ¼ di cucchiaino di curcuma in polvere

Indicazioni:

1. Tagliare a metà l'avocado, raccogliere la polpa e metterla in una ciotola.

2. Schiacciare con una forchetta e mescolare con le sarde.

3. Schiaccia ancora con la forchetta e mescola con cipolla, succo di limone, curcuma in polvere, sale, pepe e maionese.

4. Mescola tutto e dividi a metà avocado.

5. Servire subito a pranzo.

Godere!

Nutrizione: calorie 230, grassi 34, fibre 12, carboidrati 5, proteine 27

Insalata Di Pollo Al Pesto

La combinazione è assolutamente deliziosa! Dovresti provarlo!

Tempo di preparazione: 10 minuti

Tempo di cottura: 0 minuti

Porzioni: 4

Ingredienti:

- 1 libbra di carne di pollo, cotta e tagliata a cubetti
- Sale e pepe nero qb
- 10 pomodorini, tagliati a metà
- 6 fette di pancetta, cotte e sbriciolate
- ¼ di tazza di maionese
- 1 avocado, snocciolato, sbucciato e tagliato a cubetti
- 2 cucchiai di pesto all'aglio

Indicazioni:

1. In un'insalatiera, mescolare il pollo con pancetta, avocado, pomodori, sale e pepe e mescolare.

2. Aggiungere la maionese e il pesto all'aglio, mescolare bene per ricoprire e servire.

Godere!

Nutrizione: calorie 357, grassi 23, fibre 5, carboidrati 3, proteine 26

Gustosa insalata di pranzo

È delizioso e lo adorerai una volta provato!

Tempo di preparazione: 10 minuti

Tempo di cottura: 10 minuti

Porzioni: 1

Ingredienti:

- 4 once di bistecca di manzo
- 2 tazze di foglie di lattuga, sminuzzate
- Sale e pepe nero qb
- Spray da cucina
- 2 cucchiai di coriandolo tritato
- 2 ravanelli, affettati
- 1/3 di tazza di cavolo rosso, sminuzzato
- 3 cucchiai di salsa chimichurri in barattolo
- 1 cucchiaio di condimento per insalata

Per il condimento dell'insalata:

- 3 spicchi d'aglio, tritati
- ½ cucchiaino di salsa Worcestershire
- 1 cucchiaio di senape
- ½ tazza di aceto di mele
- ¼ di tazza d'acqua
- ½ tazza di olio d'oliva

- ¼ di cucchiaino di salsa Tabasco
- Sale e pepe nero qb

Indicazioni:

1. In una ciotola, mescolare gli spicchi d'aglio con la salsa Worcestershire, la senape, l'aceto di sidro, l'acqua, l'olio d'oliva, il sale, il pepe e la salsa Tabasco, sbattere bene e lasciare da parte per ora.

2. Riscaldare la griglia della cucina a fuoco medio-alto, spruzzare olio da cucina, aggiungere la bistecca, condire con sale e pepe, cuocere per 4 minuti, girare, cuocere per altri 4 minuti, togliere dal fuoco, lasciare raffreddare e tagliare strisce sottili.

3. In un'insalatiera, mescolare la lattuga con coriandolo, cavolo cappuccio, ravanelli, salsa chimichurri e strisce di bistecca.

4. Aggiungere 1 cucchiaio di condimento per l'insalata, mescolare bene e servire subito.

Godere!

Nutrizione: calorie 456, grassi 32, fibre 2, carboidrati 6, proteine 30

Torte Di Granchio Pranzo Facile

Prova queste torte di granchio a pranzo! Non te ne pentirai!

Tempo di preparazione: 10 minuti

Tempo di cottura: 12 minuti

Porzioni: 6

Ingredienti:

- 1 libbra di polpa di granchio
- ¼ di tazza di prezzemolo tritato
- Sale e pepe nero qb
- 2 cipolle verdi, tritate
- ¼ di tazza di coriandolo tritato
- 1 cucchiaino di peperoncino jalapeño, tritato
- 1 cucchiaino di succo di limone
- 1 cucchiaino di salsa Worcestershire
- 1 cucchiaino di condimento alla vecchiaia
- ½ cucchiaino di senape in polvere
- ½ tazza di maionese
- 1 uovo
- 2 cucchiai di olio d'oliva

Indicazioni:

1. In una ciotola capiente mescolare la polpa di granchio con sale, pepe, prezzemolo, cipolle verdi, coriandolo, jalapeño, succo di limone, condimento alla vecchia baia, senape in polvere e salsa Worcestershire e mescolare molto bene.

2. In un'altra ciotola mescolare l'uovo con la maionese e la frusta.

3. Aggiungere questo al mix di polpa di granchio e mescolare tutto.

4. Formare 6 polpette da questa miscela e disporle su un piatto.

5. Riscaldare una padella con l'olio a fuoco medio-alto, aggiungere 3 torte di granchio, cuocere per 3 minuti, capovolgere, cuocere per altri 3 minuti e trasferire su carta assorbente.

6. Ripetere con le altre 3 torte di granchio, scolare il grasso in eccesso e servire per il pranzo.

Godere!

Nutrizione: calorie 254, grassi 17, fibre 1, carboidrati 1, proteine 20

Muffin facili per il pranzo

Questi muffin arriveranno davvero alla tua anima!

Tempo di preparazione: 10 minuti

Tempo di cottura: 45 minuti

Porzioni: 13

Ingredienti:

- 6 tuorli d'uovo
- 2 cucchiai di cocco aminos
- ½ libbra di funghi
- ¾ tazza di farina di cocco
- 1 libbra di manzo, macinata
- Sale qb

Indicazioni:

1. Nel tuo robot da cucina, mescola i funghi con sale, aminos di cocco e tuorli d'uovo e mescola bene.

2. In una ciotola, mescolare la carne di manzo con un po 'di sale e mescolare.

3. Aggiungere il mix di funghi al manzo e mescolare tutto.

4. Aggiungere la farina di cocco e mescolare di nuovo.

5. Dividetelo in 13 pirottini, metteteli in forno a 350 gradi e cuocete per 45 minuti.

6. Servili a pranzo!

Godere!

Nutrizione: calorie 160, grassi 10, fibre 3, carboidrati 1, proteine 12

Pork Pie Pranzo

Questo è qualcosa che brami da molto tempo! Non preoccuparti! È un'idea cheto!

Tempo di preparazione: 10 minuti

Tempo di cottura: 50 minuti

Porzioni: 6

Ingredienti:

Per la crosta di torta:

- 2 tazze di ciccioli
- ¼ di tazza di farina di lino
- 1 tazza di farina di mandorle
- 2 uova
- Un pizzico di sale

Per il ripieno:

- 1 tazza di formaggio cheddar, grattugiato
- 4 uova
- 12 once di lonza di maiale, tritata
- 6 fette di pancetta
- ½ tazza di crema di formaggio
- 1 cipolla rossa, tritata
- ¼ di tazza di erba cipollina tritata
- 2 spicchi d'aglio, tritati

- Sale e pepe nero qb
- 2 cucchiai di burro chiarificato

Indicazioni:

1. Nel tuo robot da cucina, mescola i ciccioli con la farina di mandorle, la farina di lino, 2 uova e il sale e frulla fino ad ottenere un impasto.

2. Trasferitela in una tortiera e premetela bene sul fondo.

3. Introdurre in forno a 350 gradi F e cuocere per 15 minuti.

4. Nel frattempo scaldare una padella con il burro chiarificato a fuoco medio alto, aggiungere l'aglio e la cipolla, mescolare e cuocere per 5 minuti.

5. Aggiungere la pancetta, mescolare e cuocere per 5 minuti.

6. Aggiungere la lonza di maiale, cuocere fino a quando non diventa marrone su tutti i lati e togliere dal fuoco.

7. In una ciotola, mescolare le uova con sale, pepe, formaggio cheddar e crema di formaggio e mescolare bene.

8. Aggiungere l'erba cipollina e mescolare di nuovo.

9. Distribuire la carne di maiale nella teglia, aggiungere le uova mescolate, introdurre in forno a 350 gradi F e cuocere per 25 minuti.

10. Lasciate raffreddare la torta per un paio di minuti e servite.

Godere!

Nutrizione: calorie 455, grassi 34, fibre 3, carboidrati 3, proteine 33

Delizioso Patè Di Pranzo

Goditi qualcosa di veramente facile da lanciare: un patè di fegato chetogenico!

Tempo di preparazione: 10 minuti

Tempo di cottura: 0 minuti

Porzioni: 1

Ingredienti:

- 4 once di fegatini di pollo, saltati
- 1 cucchiaino misto di timo, salvia e origano, tritato
- Sale e pepe nero qb
- 3 cucchiai di burro
- 3 ravanelli, tagliati a fettine sottili
- Fette di pane in crosta per servire

Indicazioni:

1. Nel tuo robot da cucina, mescola i fegatini di pollo con timo, salvia, origano, burro, sale e pepe e frulla molto bene per qualche minuto.

2. Distribuire su fette di pane in crosta e guarnire con fette di ravanelli.

3. Servire subito.

Godere!

Nutrizione: calorie 380, grassi 40, fibre 5, carboidrati 1, proteine 17

Deliziosa zuppa di pranzo

Potresti finire per adorare questa zuppa! Provalo almeno una volta!

Tempo di preparazione: 10 minuti

Tempo di cottura: 4 ore

Porzioni: 4

Ingredienti:

- 1 libbra di cosce di pollo, senza pelle e disossate
- 10 once di pomodori in scatola, tritati
- 1 tazza di brodo di pollo
- 8 once di crema di formaggio
- Succo di 1 lime
- Sale e pepe nero qb
- 1 peperoncino jalapeño, tritato
- 1 cipolla gialla, tritata
- 2 cucchiai di coriandolo tritato
- 1 spicchio d'aglio tritato
- Formaggio cheddar, sminuzzato per servire
- Spicchi di lime per servire

Indicazioni:

1. Nella pentola di coccio, mescolare il pollo con i pomodori, il brodo, il formaggio spalmabile, il sale, il pepe, il succo di lime, il jalapeño, la cipolla, l'aglio e il coriandolo, mescolare, coprire e cuocere a fiamma alta per 4 ore.

2. Scoprire la pentola, sminuzzare la carne nella pentola, dividerla in ciotole e servire con formaggio cheddar in cima e spicchi di lime a lato.

Godere!

Nutrizione: calorie 300, grassi 5, fibre 6, carboidrati 3, proteine 26

Deliziosa Zuppa Di Cocco

Prova subito questa zuppa chetogenica al cocco! Tutti lo adoreranno!

Tempo di preparazione: 10 minuti

Tempo di cottura: 30 minuti

Porzioni: 2

Ingredienti:

- 4 tazze di brodo di pollo
- 3 foglie di lime
- 1 tazza e ½ di latte di cocco
- 1 cucchiaino di citronella, essiccata
- 1 tazza di coriandolo tritato
- 1 pollice di zenzero, grattugiato
- 4 peperoncini thailandesi, essiccati e tritati
- Sale e pepe nero qb
- 4 once di gamberetti, crudi, pelati e puliti
- 2 cucchiai di cipolla rossa, tritata
- 1 cucchiaio di olio di cocco
- 2 cucchiai di funghi, tritati
- 1 cucchiaio di salsa di pesce
- 1 cucchiaio di coriandolo tritato
- Succo di 1 lime

Indicazioni:

1. In una pentola, mescolare il brodo di pollo con latte di cocco, foglie di lime, citronella, peperoncini thailandesi, 1 tazza di coriandolo, zenzero, sale e pepe, mescolare, portare a ebollizione a fuoco medio, cuocere per 20 minuti, filtrare e tornare pentola.

2. Riscaldare nuovamente la zuppa a fuoco medio, aggiungere l'olio di cocco, i gamberetti, la salsa di pesce, i funghi e le cipolle, mescolare e cuocere per altri 10 minuti.

3. Aggiungere il succo di lime e 1 cucchiaio di coriandolo, mescolare, versare un mestolo nelle ciotole e servire per pranzo!

Godere!

Nutrizione: calorie 450, grassi 34, fibre 4, carboidrati 8, proteine 12

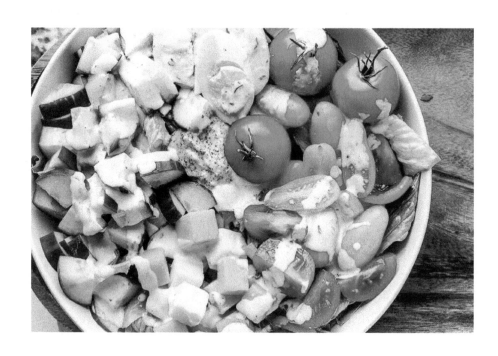

Zuppa Di Tagliatelle Di Zucchine

Questa zuppa chetogenica è semplice e molto gustosa!

Tempo di preparazione: 10 minuti

Tempo di cottura: 15 minuti

Porzioni: 8

Ingredienti:

- 1 cipolla gialla piccola, tritata
- 2 spicchi d'aglio, tritati
- 1 peperoncino jalapeño, tritato
- 1 cucchiaio di olio di cocco
- 1 cucchiaio e ½ di pasta di curry
- 6 tazze di brodo di pollo
- 15 once di latte di cocco in scatola
- 1 libbra di petto di pollo, affettato
- 1 peperone rosso, affettato
- 2 cucchiai di salsa di pesce
- 2 zucchine, tagliate con uno spiralizer
- ½ tazza di coriandolo tritato
- Spicchi di lime per servire

Indicazioni:

1. Riscaldare una pentola con l'olio a fuoco medio, aggiungere la cipolla, mescolare e cuocere per 5 minuti.

2. Aggiungere l'aglio, il jalapeño e la pasta di curry, mescolare e cuocere per 1 minuto.

3. Aggiungere il brodo e il latte di cocco, mescolare e portare a ebollizione.

4. Aggiungere il peperone rosso, il pollo e la salsa di pesce, mescolare e cuocere a fuoco lento per altri 4 minuti.

5. Aggiungere il coriandolo, mescolare, cuocere per 1 minuto e togliere dal fuoco.

6. Dividere le tagliatelle di zucchine nelle ciotole da zuppa, aggiungere la zuppa in cima e servire con spicchi di lime a parte.

Godere!

Nutrizione: calorie 287, grassi 14, fibre 2, carboidrati 7, proteine 25

Delizioso pranzo al curry

Hai mai provato un keto curry? Quindi fai attenzione dopo!

Tempo di preparazione: 10 minuti

Tempo di cottura: 1 ora

Porzioni: 4

Ingredienti:

- 3 pomodori, tritati
- 2 cucchiai di olio d'oliva
- 1 tazza di brodo di pollo
- 14 once di latte di cocco in scatola
- 1 cucchiaio di succo di lime
- Sale e pepe nero qb
- 2 libbre di cosce di pollo, disossate e senza pelle e tagliate a cubetti
- 2 spicchi d'aglio, tritati
- 1 tazza di cipolla bianca, tritata
- 3 peperoncini rossi, tritati
- 1 oncia di arachidi, tostate
- 1 cucchiaio di acqua
- 1 cucchiaio di zenzero, grattugiato
- 2 cucchiaini di coriandolo, macinato
- 1 cucchiaino di cannella, macinata

- 1 cucchiaino di curcuma, macinato
- 1 cucchiaino di cumino, macinato
- ½ cucchiaino di pepe nero
- 1 cucchiaino di semi di finocchio, macinati

Indicazioni:

1. Nel tuo robot da cucina, mescola la cipolla bianca con l'aglio, le arachidi, i peperoncini rossi, l'acqua, lo zenzero, il coriandolo, la cannella, la curcuma, il cumino, il finocchio e il pepe nero, frulla fino ad ottenere una pasta e lascia da parte per ora.

2. Riscaldare una padella con l'olio d'oliva a fuoco medio-alto, aggiungere la pasta di spezie che avete preparato, mescolare bene e riscaldare per qualche secondo.

3. Aggiungere i pezzi di pollo, mescolare e cuocere per 2 minuti.

4. Aggiungere il brodo ei pomodori, mescolare, abbassare la fiamma e cuocere per 30 minuti.

5. Aggiungere il latte di cocco, mescolare e cuocere per altri 20 minuti.

6. Aggiungere sale, pepe e succo di lime, mescolare, dividere in ciotole e servire.

Nutrizione: calorie 430, grassi 22, fibre 4, carboidrati 7, proteine 53

Involtini di spinaci a pranzo

Questi saranno pronti in pochissimo tempo!

Tempo di preparazione: 20 minuti

Tempo di cottura: 15 minuti

Porzioni: 16

Ingredienti:

- 6 cucchiai di farina di cocco
- ½ tazza di farina di mandorle
- 2 tazze e ½ di mozzarella, sminuzzata
- 2 uova
- Un pizzico di sale

Per il ripieno:

- 4 once di crema di formaggio
- 6 once di spinaci, strappati
- Un filo d'olio di avocado
- Un pizzico di sale
- ¼ di tazza di parmigiano, grattugiato
- Maionese per servire

Indicazioni:

1. Riscaldare una padella con l'olio a fuoco medio, aggiungere gli spinaci e cuocere per 2 minuti.

2. Aggiungere il parmigiano, un pizzico di sale e la crema di formaggio, mescolare bene, togliere dal fuoco e lasciare da parte per ora.

3. Mettere la mozzarella in una ciotola resistente al calore e mettere nel microonde per 30 secondi.

4. Aggiungere le uova, il sale, il cocco e la farina di mandorle e mescolare il tutto.

5. Disporre la pasta su un tagliere foderato, adagiarvi sopra una carta forno e appiattire la pasta con il mattarello.

6. Dividete l'impasto in 16 rettangoli, distribuite su ciascuno il composto di spinaci e arrotolateli a forma di sigaro.

7. Posizionare tutti i rotoli su una teglia foderata, introdurre in forno a 350 gradi F e cuocere per 15 minuti.

8. Lasciar raffreddare i rotoli per qualche minuto prima di servirli con un po 'di maionese.

Godere!

Nutrizione: calorie 500, grassi 65, fibre 4, carboidrati 14, proteine 32

Ciotola Deliziosa Bistecca

È un pranzo keto facile e appagante! Provalo!

Tempo di preparazione: 15 minuti

Tempo di cottura: 8 minuti

Porzioni: 4

Ingredienti:

- 16 once di bistecca di gonna
- 4 once di formaggio pepper jack, sminuzzato
- 1 tazza di panna acida
- Sale e pepe nero qb
- 1 manciata di coriandolo tritato
- Una spruzzata di salsa adobo chipotle

Per il guacamole:

- ¼ di tazza di cipolla rossa, tritata
- 2 avocado, snocciolati e sbucciati
- Succo di 1 lime
- 1 cucchiaio di olio d'oliva
- 6 pomodorini, tritati
- 1 spicchio d'aglio tritato
- 1 cucchiaio di coriandolo tritato
- Sale e pepe nero qb

Indicazioni:

1. Metti gli avocado in una ciotola e schiaccciali con una forchetta.
2. Aggiungere i pomodori, la cipolla rossa, l'aglio, il sale e il pepe e mescolare bene.
3. Aggiungere l'olio d'oliva, il succo di lime e 1 cucchiaio di coriandolo, mescolare ancora molto bene e lasciare da parte per ora.
4. Riscaldare una padella a fuoco vivace, aggiungere la bistecca, aggiustare di sale e pepe, cuocere per 4 minuti per parte, trasferire su un tagliere, lasciare raffreddare un po 'e tagliare a listarelle sottili.
5. Dividere la bistecca in 4 ciotole, aggiungere sopra il formaggio, la panna acida e il guacamole e servire con una spruzzata di salsa adobo chipotle.

Godere!

Nutrizione: calorie 600, grassi 50, fibre 6, carboidrati 5, proteine 30

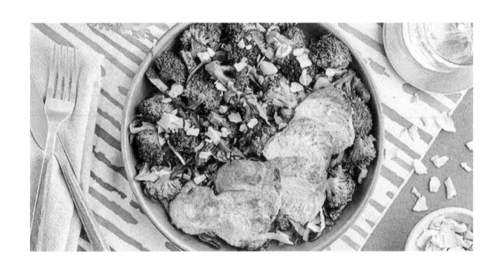

Polpette E Pilaf

Questo è un pranzo chetogenico che tutti possono gustare!

Tempo di preparazione: 10 minuti

Tempo di cottura: 30 minuti

Porzioni: 4

Ingredienti:
- 12 once di cimette di cavolfiore
- Sale e pepe nero qb
- 1 uovo
- 1 libbra di agnello, macinato
- 1 cucchiaino di semi di finocchio
- 1 cucchiaino di paprika
- 1 cucchiaino di aglio in polvere
- 1 cipolla gialla piccola, tritata
- 2 spicchi d'aglio, tritati
- 2 cucchiai di olio di cocco
- 1 mazzetto di menta, tritata
- 1 cucchiaio di scorza di limone
- 4 once di formaggio di capra, sbriciolato

Indicazioni:

1. Metti le cimette di cavolfiore nel tuo robot da cucina, aggiungi sale e lavora bene.

2. Ungere una padella con un po 'di olio di cocco, scaldare a fuoco medio, aggiungere il riso al cavolfiore, cuocere per 8 minuti, aggiustare di sale e pepe, togliere dal fuoco e tenere in caldo.

3. In una ciotola mescolate l'agnello con sale, pepe, uovo, paprika, aglio in polvere e semi di finocchio e mescolate molto bene.

4. Formate 12 polpette e mettetele per ora su un piatto.

5. Riscaldare una padella con l'olio di cocco a fuoco medio, aggiungere la cipolla, mescolare e cuocere per 6 minuti.

6. Aggiungere l'aglio, mescolare e cuocere per 1 minuto.

7. Aggiungere le polpette, cuocerle bene da tutti i lati e togliere dal fuoco.

8. Dividere il riso al cavolfiore tra i piatti, aggiungere sopra le polpette e il composto di cipolle, cospargere alla fine la menta, la scorza di limone e il formaggio di capra e servire.

Godere!

Nutrizione: calorie 470, grassi 43, fibre 5, carboidrati 4, proteine 26

Zuppa Di Broccoli Deliziosa

Prova questa superba zuppa il prima possibile!

Tempo di preparazione: 10 minuti

Tempo di cottura: 30 minuti

Porzioni: 4

Ingredienti:

- 1 cipolla bianca, tritata
- 1 cucchiaio di burro chiarificato
- 2 tazze di brodo vegetale
- Sale e pepe nero qb
- 2 tazze d'acqua
- 2 spicchi d'aglio, tritati
- 1 tazza di panna
- 8 once di formaggio cheddar, grattugiato
- 12 once di cimette di broccoli
- ½ cucchiaino di paprika

Indicazioni:

1. Riscaldare una pentola con il burro chiarificato a fuoco medio, aggiungere cipolla e aglio, mescolare e cuocere per 5 minuti.

2. Aggiungere il brodo, la panna, l'acqua, il sale, il pepe e la paprika, mescolare e portare a ebollizione.

3. Aggiungere i broccoli, mescolare e cuocere a fuoco lento la zuppa per 25 minuti.

4. Trasferisci nel robot da cucina e frulla bene.

5. Aggiungere il formaggio e frullare di nuovo.

6. Dividete in ciotole e servite calde.

Godere!

Nutrizione: calorie 350, grassi 34, fibre 7, carboidrati 7, proteine 11

Pranzo Insalata Di Fagiolini

Presto diventerà una delle tue insalate cheto preferite!

Tempo di preparazione: 10 minuti

Tempo di cottura: 5 minuti

Porzioni: 8

Ingredienti:

- 2 cucchiai di aceto di vino bianco
- 1 cucchiaio e ½ di senape
- Sale e pepe nero qb
- 2 libbre di fagiolini
- 1/3 di tazza di olio extravergine di oliva
- 1 tazza e ½ di finocchio, tagliato a fettine sottili
- 4 once di formaggio di capra, sbriciolato
- ¾ tazza di noci tostate e tritate

Indicazioni:

1. Mettere l'acqua in una pentola, aggiungere un po 'di sale e portare a ebollizione a fuoco medio-alto.

2. Aggiungere i fagiolini, cuocere per 5 minuti e trasferirli in una ciotola piena di acqua ghiacciata.

3. Scolare bene i fagiolini e metterli in un'insalatiera.

4. Aggiungere le noci, il finocchio e il formaggio di capra e mescolare delicatamente.

5. In una ciotola mescolate l'aceto con la senape, il sale, il pepe e l'olio e sbattete bene.

6. Versalo sull'insalata, mescola bene e servi per il pranzo.

Godere!

Nutrizione: calorie 200, grassi 14, fibre 4, carboidrati 5, proteine 6

Zuppa di zucca

Questa zuppa keto è molto cremosa e strutturata! Dovresti davvero provarlo a pranzo oggi!

Tempo di preparazione: 10 minuti
Tempo di cottura: 20 minuti
Porzioni: 6

Ingredienti:

- ½ tazza di cipolla gialla, tritata
- 2 cucchiai di olio d'oliva
- 1 cucchiaio di chipotles in salsa adobo
- 1 spicchio d'aglio tritato
- 1 cucchiaino di cumino, macinato
- 1 cucchiaino di coriandolo, macinato
- Un pizzico di pimento
- 2 tazze di purea di zucca
- Sale e pepe nero qb
- 32 once di brodo di pollo
- ½ tazza di panna
- 2 cucchiaini di aceto
- 2 cucchiaini di stevia

Indicazioni:

1. Riscaldare una pentola con l'olio a fuoco medio, aggiungere le cipolle e l'aglio, mescolare e cuocere per 4 minuti.

2. Aggiungere la stevia, il cumino, il coriandolo, i chipotles e il cumino, mescolare e cuocere per 2 minuti.

3. Aggiungere il brodo e la purea di zucca, mescolare e cuocere per 5 minuti.

4. Frullare bene la zuppa utilizzando un frullatore ad immersione e poi mescolare con sale, pepe, panna e aceto.

5. Mescolate, cuocete per altri 5 minuti e dividete in ciotole.

6. Servite subito.

Godere!

Nutrizione: calorie 140, grassi 12, fibre 3, carboidrati 6, proteine 2

Delizioso Casseruola Di Fagiolini

Questo ti impressionerà di sicuro!

Tempo di preparazione: 10 minuti

Tempo di cottura: 35 minuti

Porzioni: 8

Ingredienti:

- 1 libbra di fagiolini, tagliati a metà
- Sale e pepe nero qb
- ½ tazza di farina di mandorle
- 2 cucchiai di burro chiarificato
- 8 once di funghi, tritati
- 4 once di cipolla, tritata
- 2 scalogni, tritati
- 3 spicchi d'aglio, tritati
- ½ tazza di brodo di pollo
- ½ tazza di panna
- ¼ di tazza di parmigiano, grattugiato
- Olio di avocado per friggere

•

Indicazioni:

1. Mettere un po 'd'acqua in una pentola, aggiustare di sale, portare a ebollizione a fuoco medio alto, aggiungere i fagiolini, cuocere per 5 minuti, trasferire in una ciotola piena di acqua ghiacciata, raffreddare, scolare bene e lasciare da parte per ora.

2. In una ciotola, mescolate lo scalogno con le cipolle, la farina di mandorle, sale e pepe e mescolate per ricoprire.

3. Riscaldare una padella con un po 'di olio di avocado a fuoco medio-alto, aggiungere cipolle e scalogni mescolati, friggere fino a quando non saranno dorati.

4. Trasferire su carta assorbente e scolare il grasso.

5. Riscaldare la stessa padella a fuoco medio, aggiungere il burro chiarificato e scioglierlo.

6. Aggiungere l'aglio e i funghi, mescolare e cuocere per 5 minuti.

7. Aggiungere il brodo e la panna, mescolare, portare a ebollizione e cuocere a fuoco lento finché non si addensa.

8. Aggiungere parmigiano e fagiolini, mescolare e togliere dal fuoco.

9. Trasferire questo composto su una teglia, cospargere di cipolle croccanti mescolate dappertutto, introdurre in forno a 400 gradi F e cuocere per 15 minuti.

10. Servire caldo.

Godere!

Nutrizione: calorie 155, grassi, 11, fibre 6, carboidrati 8, proteine 5

Insalata Di Mele Pranzo Semplice

Questo non è solo chetogenico! È anche molto gustoso!

Tempo di preparazione: 10 minuti

Tempo di cottura: 0 minuti

Porzioni: 4

Ingredienti:

- 2 tazze di fiori di broccoli, tritati grossolanamente
- 2 once di noci pecan, tritate
- 1 mela, privata del torsolo e grattugiata
- 1 gambo di cipolla verde, tritato finemente
- Sale e pepe nero qb
- 2 cucchiaini di semi di papavero
- 1 cucchiaino di aceto di mele
- ¼ di tazza di maionese
- ½ cucchiaino di succo di limone
- ¼ di tazza di panna acida

Indicazioni:

1. In un'insalatiera, mescolare la mela con i broccoli, la cipolla verde e le noci pecan e mescolare.
2. Aggiungere i semi di papavero, sale e pepe e mescolare delicatamente.
3. In una ciotola, mescola la maionese con la panna acida, l'aceto e il succo di limone e mescola bene.
4. Versalo sull'insalata, mescola bene per ricoprire e servire freddo a pranzo!

Godere!

Nutrizione: calorie 250, grassi 23, fibre 4, carboidrati 4, proteine 5

Cavolini di Bruxelles gratinati

È un'idea per il pranzo cheto densa e ricca!

Tempo di preparazione: 10 minuti

Tempo di cottura: 35 minuti

Porzioni: 4

Ingredienti:

- 2 once di cipolle, tritate
- 1 cucchiaino di aglio, tritato
- 6 once di cavoletti di Bruxelles, tritati
- 2 cucchiai di burro chiarificato
- 1 cucchiaio di cocco aminos
- Sale e pepe nero qb
- ½ cucchiaino di fumo liquido

Per la salsa:

- 2,5 once di formaggio cheddar, grattugiato
- Un pizzico di pepe nero
- 1 cucchiaio di burro chiarificato
- ½ tazza di panna
- ¼ di cucchiaino di curcuma
- ¼ di cucchiaino di paprika
- Un pizzico di gomma xantana

Per la crosta di maiale:

- 3 cucchiai di parmigiano

- 0,5 once di cotiche di maiale
- ½ cucchiaino di paprika dolce

Indicazioni:

1. Riscaldare una padella con 2 cucchiai di burro chiarificato a fuoco vivace, aggiungere i cavoletti di Bruxelles, sale e pepe, mescolare e cuocere per 3 minuti.

2. Aggiungere l'aglio e la cipolla, mescolare e cuocere per altri 3 minuti.

3. Aggiungere il fumo liquido e gli aminos al cocco, mescolare, togliere dal fuoco e lasciare da parte per ora.

4. Riscaldare un'altra padella con 1 cucchiaio di burro chiarificato a fuoco medio, aggiungere la panna e mescolare.

5. Aggiungere il formaggio, il pepe nero, la curcuma, la paprika e la gomma xanthan, mescolare e cuocere finché non si addensa di nuovo.

6. Aggiungere il mix di cavoletti di Bruxelles, mescolare per rivestire e dividere in stampini.

7. Nel tuo robot da cucina, mescola il parmigiano con le cotiche di maiale e ½ cucchiaino di paprika e lavora bene.

8. Dividete queste briciole sopra il mix di cavoletti di Bruxelles, introducete gli stampini in forno a 375 gradi F e infornate per 20 minuti.

9. Servite subito.

Godere!

Nutrizione: calorie 300, grassi 20, fibre 6, carboidrati 5, proteine 10

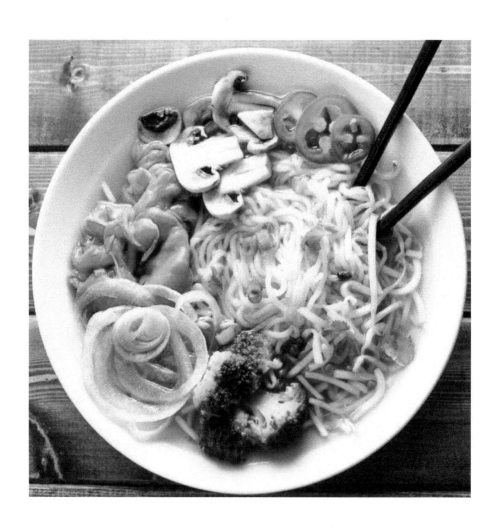

Conclusione

Questo è davvero un libro di cucina che cambia la vita. Ti mostra tutto ciò che devi sapere sulla dieta chetogenica e ti aiuta a iniziare. Ora conosci alcune delle migliori e più popolari ricette chetogeniche al mondo.

Abbiamo qualcosa per tutti i gusti!

Quindi, non esitare troppo e inizia la tua nuova vita come seguace della dieta chetogenica!

Metti le mani su questa speciale raccolta di ricette e inizia a cucinare in questo modo nuovo, eccitante e salutare!

Divertiti e goditi la tua dieta chetogenica!